REMÈDE
CONTRE LA RAGE.

Tous les exemplaires non revêtus de la signature de
l'auteur seront considérés comme contrefaçon.

ERRATUM. Page 19, ligne 7, *au lieu de* branche, *lisez* brouche.

REMÈDE
CONTRE LA RAGE,

AVEC DES CONSIDÉRATIONS
SUR LES CAUSES ET LE SIÉGE DE CETTE MALADIE;
CE QUE C'EST QUE LE VIRUS RABIQUE,
ET QUAND IL DOIT RECEVOIR CETTE QUALIFICATION.

PAR Mme R. H., Ve TOUCHARD.

> L'ignorance, les erreurs et les préjugés des hommes, sont la source de leurs maux ; la vérité en est le remède. (DUMARSAIS.)

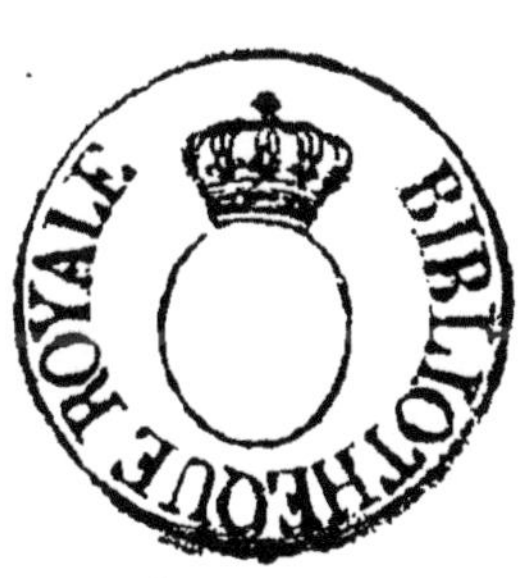

A PARIS,

CHEZ L'AUTEUR, ET CHEZ Mme LÉVI, LIBRAIRE,
RUE PAVÉE-SAINT-ANDRÉ-DES-ARTS, N° 16.

—

1831.

AVERTISSEMENT.

LA RAGE, ce fléau si rédoutable pour l'espèce humaine, est encore pour elle aujourd'hui le sujet d'une des plus douloureuses appréhensions; les nombreuses recherches de la plupart des médecins, pour trouver un spécifique à cette cruelle maladie, étant jusqu'ici demeurées infructueuses.

Il est vrai que, depuis les temps les plus reculés jusqu'à ce jour, quelques profonds et constans investigateurs des mystères de la nature ont connu les CAUSES *de la* RAGE, *son* SIÉGE dans l'économie animale, ainsi que les remèdes pour prévenir et combattre victorieusement ses cruels effets : presque tous ces savans ont, par des motifs qu'il ne m'appartient ni d'approuver ni de blâmer, gardé sur ce secret le silence le plus absolu.

Indépendamment des personnes à qui l'étude a procuré la science de guérir la rage,

1

il y en a eu et il y en a encore qui ne doivent ce don précieux qu'à d'heureuses com-
munications, ou à ces divines inspirations,
dont l'auteur de toutes choses est si prodigue
envers nous.

La majeure partie des individus qui ont
reçu de cette manière le moyen de guérir
la rage se seraient fait un devoir de multi-
plier les guérisons, et même de révéler le
mode de les opérer, si des mesures qui com-
promettaient leur tranquillité n'eussent com-
primé l'élan de ces cœurs généreux. Aussi,
toutes les fois que la rage exerce ses ravages,
chacun gémit de ne pas voir encourager les
efforts des personnes qui, n'étant pas de la
Faculté, se livrent à la recherche ou à l'application de ce précieux spécifique.

Pénétrée de douleur aux récits des nombreux désastres qu'occasionnent chaque jour
les animaux enragés, et persuadée qu'il est
du devoir de tous les hommes de concourir
autant que possible au soulagement de ceux
qui souffrent, et surtout qui souffrent sans
AUCUN ESPOIR DE GUÉRISON, j'ai essayé de sou-

lever un coin du voile qui nous dérobe ce remède important. Le succès que j'ai obtenu dans le traitement d'une affection rabique m'ayant en quelque sorte électrisée, j'ai redoublé de zèle pour obtenir de faire constater AUTHENTIQUEMENT l'efficacité du spécifique que je crois posséder, spécifique tellement INOFFENSIF, qu'une personne qui en prendrait sans nécessité n'en éprouverait aucun mal.

C'est avec cette conviction, et la résolution bien arrêtée d'en faire un hommage entièrement désintéressé à l'espèce humaine, en l'en mettant en possession, sans lui imposer D'INTERMÉDIAIRES, que je me suis adressée au Conseil de l'administration générale des hospices de Paris, pour obtenir de faire MOI-MÊME l'application de mon remède aux infortunés enragés confiés aux soins des médecins de nos établissemens publics, offrant préalablement de prouver l'inoffensibilité du spécifique et du traitement que je proposais. Un concours de circonstances s'étant opposé à l'adoption de ma proposition, je n'ai pas osé jusqu'à ce jour publier le résultat de mes

observations avant d'avoir obtenu de nou-
velles guérisons, constatées par quelques médecins. La difficulté de réaliser ce projet, et
la fréquence de la manifestation de la rage,
me déterminent à livrer, à l'investigation de
tous, un remède que je crois infaillible pour
la guérison d'une maladie que toute la *Faculté* considère encore aujourd'hui comme ne
pouvant être domptée par l'art médical.

Celse a dit :

Il vaut mieux essayer un remède incertain,
Que de ne vouloir tendre au patient la main.

REMÈDE
CONTRE LA RAGE.

PREMIÈRE PARTIE.

CONSIDÉRATIONS RELATIVES A LA RAGE.

Avant de parler de la rage, de ses funestes effets, et d'indiquer un spécifique pour la prévenir et pour la guérir, je dois dire que l'on trouve dans l'organisation des animaux et dans leur mode d'existence, sous l'influence d'une certaine température, les causes prédisposantes et déterminantes de la rage spontanée, et celles de la rage communiquée. C'est ce que j'essaierai de prouver dans ce petit traité.

Quelques détails sur LA VIE, et sur les phénomènes qu'elle nous offre, suivis d'un aperçu succinct de l'organisation humaine, me paraissent devoir précéder cet examen.

DE LA VIE ET DE SES PHÉNOMÈNES PRINCIPAUX.

Il y a deux sortes de vie chez l'homme, la *vie morale* et la *vie physique*. On est peu d'accord sur ce que l'on entend par VIE MORALE. De toutes les personnes qui se sont occupées de l'expliquer, peu l'ont considérée sous le même point de vue : les intelligences, quelque grandes qu'elles soient, ne pouvant avoir ni une même direction, ni une égale pénétration, non plus qu'une même manière de percevoir, de comparer et de juger; ces différences dans les opérations de l'esprit sur une chose toute spirituelle, ont dû naturellement produire des jugemens différens. Cette puissante considération serait plus que suffisante pour me faire concentrer en moi-même mes motifs de conviction à ce sujet, si je n'en croyais le développement indispensable pour l'intelligence du sujet dont cet opuscule est l'objet. A ce titre, je crois pouvoir compter sur l'indulgence des bons esprits.

DE LA VIE MORALE.

Qu'est-ce que la vie morale? Cette question est très élevée et très difficile à traiter, parce qu'elle met dans la nécessité de parler de l'AUTEUR DE TOUTES CHOSES, dont l'être intellectuel par lequel s'exerce la *vie morale* est une réflexion.

La nature entière ne reconnaît qu'un seul et unique PRINCIPE : ce PRINCIPE est DIEU; SA PRÉSENCE contient l'immensité, l'immensité contient SA PRÉSENCE; LA PRÉSENCE DE DIEU EST EN TOUT, tout est en elle; enfin TOUT EST EN TOUT.

De l'organisation de chaque être dépend l'étendue de son intelligence ; de tous les êtres connus, l'homme nous paraît avoir sous ce rapport l'organisation par excellence ; lui seul peut cultiver et agrandir son être intellectuel ; seul, il peut, s'il CONNAIT DIEU, s'il aime comme lui, et s'il SUIT SA LOI, s'assurer l'IMMORTALITÉ, en donnant à son intellect, ou être moral, cette force, cette supériorité, qui lui asservissent son être physique, et le rendent peu accessible aux misères humaines.

Voilà ce que j'entends par *vie morale*. Je vais maintenant m'occuper de la puissance qui entretient la vie physique de l'homme ainsi que celle de toute la nature.

C'est LA PRÉSENCE DE DIEU, DU TOUT-PUISSANT, que je nomme PRINCIPE UNIVERSEL, AMOUR DIVIN, FEU CRÉATEUR. Dans ce principe réside jusqu'aux plus petites particules de la matière, dans lesquelles, par la constante et harmonieuse activité que leur imprime cette VIE PERMANENTE, ÉTERNELLE, se développe une propriété d'assimilation relative à leur homogénéité ; de cette propriété d'assimilation naît une action de désassimilation : ce sont deux forces qui, par leur nature, ne pouvant cesser d'agir, constituent le véritable et introuvable mouvement perpétuel : de ces deux actions qui concourent puissamment à la formation des corps, et de la pureté de l'élément constituant, résultent les qualités des mixtes ; les corps célestes peuvent nous en fournir un exemple : *ils nous paraissent immatériels* comparativement aux corps terrestres; leur éclat frappe nos yeux; nous ne pouvons déterminer leur durée.

Les fluides qui se meuvent dans l'espace et servent d'intermédiaires aux actes de relation qui s'exercent au moyen des forces motrices du firmament et de celles de la terre, et, *vice versa*, ayant naturellement une grande similitude avec les élémens qui concourent à la formation des êtres, ont été, dans tous les temps, le sujet de l'investigation des personnes studieuses et méditatives; ces fluides étant, ainsi que tout ce qui existe, sous l'influence du PRINCIPE UNIVERSEL, contiennent en eux le *fluide réparateur alimentaire* (l'HUMIDE RADICAL): objet principal des recherches des savans. Mais la nature de ce fluide le dérobe aux sens matériels de l'homme; vainement il s'efforce de le saisir en soumettant son enveloppe à toute espèce d'analyse chimique : les personnes qui recherchent ainsi cet aliment de la vie ne voulant croire qu'à l'existence de ce qu'elles peuvent *palper*, nient celle de l'humide radical, lequel étant forcé, par les pratiques artificielles exercées sur son enveloppe matérielle, à briser les liens qui l'y unissaient, la leur abandonne, privée par son absence de tout mouvement vital.

Des influences célestes, astrales et aériennes, contenues et contenant le PRINCIPE UNIVERSEL, résulte *l'humide radical;* c'est ce fluide qui est en puissance d'entretenir la vie chez les êtres organisés : les animaux l'aspirent par les poumons et les pores de la peau; les plantes par leurs feuilles et leurs racines. C'est encore l'*humide radical* qui, dans le sein de la terre, donne aux métaux et aux minéraux les qualités qui les rendent utiles et agréables aux hommes.

IDÉES GÉNÉRALES SUR L'ORGANISATION PHYSIQUE DE L'HOMME.

L'analyse chimique artificielle fait découvrir, dans toutes les parties de l'organisation humaine, des principes nombreux que l'on a nommés constituans, tels que l'*azote*, l'*hydrogène*, l'*oxigène*, le *soufre*, le *carbone*, le *phosphore*, des *acides*, des *sels*, des *métaux*, etc.

La chimie naturelle reconnaît quatre élémens, mais *la seule nature*, selon ses besoins, a le privilége de se les approprier *isolément*, dans toute la plénitude de la vie, dont l'auteur de toutes choses les a fait les dispensateurs. Dans la *chimie naturelle*, l'homme ne reconnaît qu'un ÉLÉMENT CONSTITUANT; cet élément est l'eau. L'eau est nommée élément constituant, parce qu'elle CONTIENT EN ELLE les trois autres élémens : 1° la TERRE, dont toutes les parties saisissables, au moyen de l'analyse chimique artificielle, ne sont qu'une cendre inerte, un véritable *caput mortuum*; 2° le FEU VITAL, ou influence céleste, qu'il nous est impossible de saisir artificiellement; c'est ce feu vivifiant qui est le principe du mouvement; 3° l'AIR, lequel n'étant air qu'en tant qu'il est un composé d'eau et de feu, ne peut, par l'analyse, nous laisser de lui-même qu'une *très petite* portion de *cendres alors inertes et impalpables*, le feu qui y était contenu échappant à nos sens immédiatement après l'élaboration de la partie aqueuse; ce feu céleste ne nous est connu que par sa permanente présence et par ses effets merveilleux.

L'EAU est donc nommée ÉLÉMENT CONSTITUANT parce qu'en elle sont contenues en PUISSANCE et en PARTICULES MATÉRIELLES, TOUTES les PARTIES qui concourent à *la formation* des corps, *à leur accroissement*, et *à leur conservation*.

Les personnes qui ont étudié la nature savent que la matière qui s'organise par l'impulsion génératrice est originairement *fluide ;* les molécules réparatrices passent par cet état avant de devenir solides, et les solides eux-mêmes, qui ne sont que le produit des *fluides*, retournent à cet état pour se régénérer par la nutrition.

La matière organisée par l'impulsion génératrice ne jouit pas seule de la disposition d'être originairement *fluide ;* cette disposition est celle de toute génération *primitive des trois règnes*. La nature transforme ensuite une partie de ce fluide en demi-solides, puis en solides. Ces différens travaux ont pour résultat l'organisation des corps.

Des *proportions naturelles* de ces substances entre elles, et de leur influence réciproque, dépendent les perfections des mixtes, les formes des individus, conséquemment leur place dans l'échelle des êtres : leur santé, ainsi que les qualités principales qui déterminent le tempérament chez les animaux.

Disséminés dans toute l'économie animale, les fluides remplissent aussi les vaisseaux, humectent les parois des cavités, et imprégnent le parenchyme de chacune de ses parties.

Dans la composition des parties solides, on remarque plusieurs tissus simples, lesquels, dans l'homme, peuvent être réduits au *tissu cellulaire*, au *tissu nerveux*, au *tissu musculaire*, et à la *substance cornée;* cette dernière fait la base de l'*épiderme*, des *ongles* et des *poils.* Ces tissus primitifs ou simples, diversement modifiés, en quantités différentes et dans des proportions variées, constituent la substance de nos organes.

De la réunion d'un plus ou moins grand nombre d'organes, résulte un *appareil.* En bornant la dénomination d'*appareil* aux ensembles des parties qui concourent aux mêmes usages, on a reconnu les suivans; savoir : l'*appareil digestif,* essentiellement formé par le canal qui s'étend *de la bouche à l'anus;* l'*appareil absorbant* ou lymphatique, qui comprend les *vaisseaux* et les *glandes* de ce nom; l'*appareil circulatoire,* qui résulte de l'assemblage du *cœur,* des *artères,* des *veines* et des *vaisseaux capillaires;* l'*appareil respiratoire* ou *pulmonaire;* l'*appareil glanduleux* ou *sécrétoire;* l'*appareil sensitif,* qui comprend les *organes des sens, les nerfs, la moelle de l'épine dorsale* et *le cerveau; l'appareil musculaire* ou *moteur; l'appareil osseux; l'appareil vocal* et *l'appareil sexuel.* La dénomination de chacun de ces appareils est tirée de la fonction qu'il remplit.

Il y a dans l'homme, ainsi que dans une grande partie des animaux connus, un fluide spécialement chargé par la nature de porter la vie dans toute l'économie; ce fluide est le sang artériel. On connaît encore d'autres fluides spécialement affectés à la conservation des parties auxquelles la nature les a distribués; enfin d'autres fluides sont sécrétés par des organes particuliers, puis versés par eux dans ceux qui doivent les expulser, soit sous la forme de demi-solides, ou sous celle de vapeur.

FONCTIONS NUTRITIVES.

Les fonctions nutritives sont confiées à un grand nombre d'organes; le but auquel elles tendent est d'élaborer, au profit de l'économie animale, l'HUMIDE RADICAL, que contient la substance introduite dans les organes nutritifs, puis d'extraire et de rejeter en dehors les matières qui, pendant quelque temps, ont servi d'enveloppe à *l'humide radical.* La digestion est la fonction qu'est appelé à remplir l'un de ces organes, nommé *appareil digestif* : le principe étranger contenant le principe réparateur y étant introduit, cet appareil opère d'abord la séparation de la partie nutritive, puis l'évacuation des parties excrémentitielles.

ABSORPTIONS.

La fonction des absorptions est l'ensemble des actions par lesquelles sont recueillis les matériaux nutritifs, tant internes qu'externes : par ces fonctions, ces matériaux sont réduits en fluides, et ces fluides servent de base à la composition du fluide général de la nutrition, le SANG ARTÉRIEL.

On compte trois espèces principales d'absorptions nutritives : *la digestive, la lymphatique* et *la veineuse.*

Absorption digestive.

Ce genre d'absorption est encore nommé *chylose,* parce que son produit est un fluide particulier appelé *chyle.* L'appareil consiste en un système vasculaire approprié à cette fonction.

Absorption lymphatique.

Cette action est celle d'un appareil de vaisseaux qui servent à la formation et à la circulation du fluide appelé *lymphe.*

Absorption veineuse.

Cette troisième espèce d'absorption va nous faire connaître un autre fluide, lequel, mêlé au chyle et à la lymphe, présente dans cet ensemble tous les rudimens d'un quatrième fluide essentiellement réparateur ; ce fluide, dans lequel réside en puissance *l'humide radical*, est appelé SANG ARTÉRIEL.

SYSTÈME VASCULAIRE VEINEUX.

Les nombreux vaisseaux qui le composent sont connus sous la dénomination de *veines ;* elles commencent à s'apercevoir dans l'intimité de toutes les parties du corps, dans ce qu'on nomme les *systèmes capillaires.* Ces veines et veinules se portent depuis les diverses parties de l'économie, où se font les absorptions internes, jusqu'au *cœur, organe central de la circulation.*

L'origine des nombreux vaisseaux veineux échappe à l'observation, dans la profondeur des parties. Selon plusieurs anatomistes, elles sont continues aux dernières ramifications des artères ; selon d'autres, il y a entre les dernières artérioles et les premières veinules des cellules, un parenchyme spongieux, dans lequel les *artérioles* déposent des sucs, qu'y pompent les *veinules.* Le doute qui résulte de ces différentes opinions tient à l'impossibilité où l'on est de pénétrer la texture du système capillaire. Ce que l'on considère comme certain, c'est qu'en même temps que la communication est facile entre les *artères* et les *veines*, ces dernières sont ouvertes dans le tissu des organes et sur les diverses surfaces, autant que les vaisseaux lymphàtiques, et plus que les artères.

Les veines commencent à être visibles sous la forme de canaux très ténus, communiquant les uns aux autres; elles constituent un réseau très délié; elles serpentent et forment successivement des ramuscules, des rameaux, des branches et des troncs qui se dirigent du côté du cœur, dans l'oreillette droite où ces derniers aboutissent.

Dans le long trajet que les veines ont à parcourir, elles affectent deux plans; l'un *profond*, qui est contigu aux artères et se distribue comme elles; et l'autre *superficiel*, qui se dessine sous la peau et sous l'enveloppe de chaque organe. De très fréquentes anastomoses (jonction de deux vaisseaux ou de deux filets nerveux) les unissent. Ces anastomoses s'étendent des veines superficielles aux veines profondes; des veines de la partie supérieure du corps à celles de la partie inférieure; de celles de l'intérieur d'une cavité à celles de la périférie de cette cavité; etc.

On considère le sang veineux comme étant composé d'une partie du sang artériel qui a traversé le système capillaire du corps, le parenchyme des organes où il a élaboré à leur profit une grande portion de l'humide radical qu'il contenait, et de plus enrichi d'absorptions internes mises à sa disposition par l'économie animale.

L'action d'absorption qu'exécute le système veineux à son origine est en tout semblable à celle du système lymphatique: les radicules des veines, médiatement ou immédiatement, saisissent les matériaux des absorptions internes, lesquelles, se mêlant aussitôt avec le sang veineux, ne peuvent plus en être distinguées. L'action de ces radicules est moléculaire, elle échappe à nos sens, et ne se manifeste que par son résultat : ne nous apparaissant ni mécaniquement ni chimiquement, je pense qu'elle doit être considérée comme un résultat de la présence d'*un principe inorganique vital.*

Le *sang veineux,* mêlé au *chyle* et à la *lymphe,* présente un liquide d'un rouge brun, d'une odeur fade, d'une saveur légèrement salée, d'une chaleur égale à celle du corps humain.

Telles sont les trois espèces principales d'absorptions nutritives, dont les produits sont le sang veineux.

Le chyle et la lymphe qui traversent simultanément les cavités droites du cœur passent par les vaisseaux qui leur sont propres; arrivés aux poumons, ils y subissent un changement particulier; de là, ils se rendent aux cavités gauches du cœur, et, sous le nom de *sang artériel,* se distribuent dans toutes les parties du corps, en vertu d'un mouvement désigné sous le nom de CIRCULATION.

C'est au moyen de ces innombrables canaux dans lesquels le sang veineux n'est, assure-t-on, soumis à aucun organe élaborateur, que le virus rabique est absorbé, et transporté dans le torrent de la circulation artérielle où, immédiatement après cette inoculation, il fait sentir sa présence par les symptômes qui précèdent la manifestation de la rage : néanmoins ce véhicule, confié au seul mécanisme de ces absorptions, s'il n'a pas été pompé en grande quantité, peut y être neutralisé, ou n'avoir qu'un tardif développement.

Le sang artériel étant le siége des ravages qui déterminent la rage spontanée, et devenant, au moyen de l'absorption du virus rabique, celui de la rage communiquée, je pense qu'il ne sera pas sans intérêt pour les personnes qui ne sont pas de l'art, que je m'étende un peu sur le mécanisme de la circulation en général.

APPAREIL CIRCULATOIRE.

Considérés dans le sens de la circulation, les organes de l'appareil circulatoire sont : les veines du corps, qui portent au cœur les matériaux nutritifs des absorptions, sous le nom de sang veineux, 1° les cavités droites du cœur, l'artère pulmonaire, et les vaisseaux capillaires du même nom ; 2° les veines pulmonaires, les cavités gauches du cœur; l'aorte avec toutes ses divisions, et le système capillaire général.

Tous ces organes placés dans cet ordre représentent, par leur situation, un grand cercle sans commencement ni fin, et qui, par la nature des actions successives qu'on y observe, peut être divisé en deux parties : l'une contient le sang veineux, et est appelée système vasculaire à sang noir;

l'autre, qui contient le sang artériel, a reçu le nom de système vasculaire à sang rouge.

Les vaisseaux capillaires qui se trouvent placés entre les dernières ramifications de l'artère pulmonaire et l'origine des veines de ce nom, servent là d'intermédiaires utiles au changement qu'éprouve le sang veineux. Les vaisseaux capillaires qui existent entre les dernières divisions des artères et l'origine des veines du corps, servent aussi à leur tour d'intermédiaires utiles au changement que subit le sang artériel.

Les veines du corps qui naissent du système capillaire général, par des ramifications très déliées, y recueillent le sang noir pour le porter au cœur, enrichi du mélange du chyle et de la lymphe.

Le CŒUR, muscle creux renfermé dans une membrane nommée péricarde, est situé dans la poitrine, entre les poumons et au dessus, du diaphragme, sur lequel il est obliquement couché : sa forme est celle d'un cône, dont la pointe dirigée en bas, en avant et à gauche, répond à l'intervalle qui existe entre la sixième et la septième côte. On aperçoit sur sa face externe des sillons qui logent des vaisseaux sanguins et des nerfs. Ses cavités sont au nombre de quatre, séparées de deux en deux par une cloison : celles où se rendent les vaisseaux veineux sont nommées oreillette et ventricule droit, ou *cavités droites du cœur;* celles qui reçoivent le sang artériel sont désignées sous les noms d'oreillette et ventricule gauche, ou *ca-vités gauches du cœur.*

L'artère pulmonaire naît du ventricule droit du cœur : après un trajet d'environ deux pouces, elle se partage en deux branches, une pour chaque poumon; chacune de ces branches s'accole à la branche correspondante, et en suit toutes les divisions d'une manière distincte, puis se termine par des vaisseaux capillaires, et concourt ainsi directement au tissu de l'organe pulmonaire. Ces vaisseaux capillaires, ainsi nommés parce qu'ils sont fins comme des cheveux, sont placés *là*, *où* LE SANG VEINEUX, *en rapport avec* L'AIR ATMOSPHÉRIQUE, *est changé en* SANG ARTÉRIEL.

Les veines pulmonaires recueillent le sang artériel; elles commencent par des ramifications qui sont aussi inapercevables que les dernières ramifications de l'artère pulmonaire : disséminées dans le parenchyme de chaque poumon, ces radicules deviennent bientôt assez grosses pour être vues; alors, en s'unissant ensemble, elles forment des veines de plus en plus volumineuses et d'autant moins nombreuses ; toutes enfin aboutissent à quatre gros troncs qui s'ouvrent dans l'oreillette gauche du cœur.

L'aorte, grosse artère, prend naissance du ventricule gauche du cœur : aussitôt qu'elle se distingue du ventricule, quoique étant encore renfermée dans la cavité du péricarde, elle se porte d'abord en haut; puis, décrivant une grande courbure, nommée *crosse de l'aorte*, elle descend directement en bas, depuis le thorax jusque sur le sacrum, où elle se partage en deux troncs pour chacun des membres inférieurs, étant appliquée durant ce trajet sur le rachis. Dans cette longueur, elle donne naissance à une suite de troncs, de branches, de rameaux, de ramuscules, d'artères, successivement décroissantes, qui distribuent le *sang rouge* dans toutes les parties du corps. A l'origine la plus rapprochée du cœur se détachent les artères cardiaques, qui se ramifient dans le tissu du cœur lui-même. De la crosse de *l'aorte* naissent ensuite trois gros troncs que, dans leur ensemble, on a appelés *aorte ascendante*. Ces trois gros troncs sont, 1° le *tronc innominé :* il est très court et se partage bientôt en deux branches, l'artère céphalique, destinée à la tête, et l'artère axillaire, destinée au membre supérieur droit; 2° la *carotide primitive :* elle est plus à gauche, et se subdivise aussi en deux branches, la carotide interne, pour l'intérieur du crâne, et la carotide externe, pour l'extérieur de la tête; 3° enfin, la *sous-clavière*, qui est plus à gauche encore que l'artère axillaire, et qui se distribue à tout le membre supérieur gauche. Ces trois troncs alimentent, par une suite de branches, de rameaux et de ramuscules successivement décroissans, toutes les parties du corps qui sont au dessous des clavicules, y compris les membres supérieurs.

Le système capillaire, partout intermédiaire aux

artères (nommées par les savans anciens, RÉCEP-
TACLES D'AIR) et aux veines, se partage comme elles
en deux portions : l'une générale, commune à toutes
les parties du corps, fait suite aux dernières ramifications de l'artère *aorte* (capillaires aortiques);
l'autre, propre aux poumons, est la terminaison
des ramuscules de l'artère pulmonaire (capillaires
pulmonaires). Dans la première, le sang contracte
les qualités de sang veineux, en cédant aux organes
les matériaux nécessaires à leur nutrition et aux
sécrétions; dans la seconde, il *récupère les qualités
artérielles par son contact avec* L'AIR ATMOSPHÉ-
RIQUE introduit dans les poumons par la respiration.

La ténuité de ces vaisseaux les dérobe aux recherches qui pourraient tendre à dévoiler leur
structure; ils jouissent d'une action qui leur est
propre, et les fluides qui les parcourent ne sont
que faiblement soumis à l'influence des mouvemens du cœur, lequel lui-même ne doit ce mouvement qu'à la présence du principe de la vie.

Le sang artériel diffère peu, physiquement et
chimiquement, du sang veineux; cependant *il en
diffère* PRODIGIEUSEMENT par son usage et ses propriétés, puisque SEUL il est apte à nourrir les organes, et concourt, avec le système nerveux qu'il
vivifie, à les stimuler à l'exercice de leurs fonctions. Le *sang artériel* est, ainsi que le *sang veineux*,
un liquide rouge, d'une odeur flagrante d'ail,
d'une saveur salée, etc. Les seules différences phy-

siques et chimiques qui distinguent le premier de ces deux fluides sont un rouge vermeil et une apparence mousseuse, une odeur plus forte, une *chaleur plus élevée d'un ou deux degrés;* enfin, une CAPACITÉ PLUS GRANDE *pour l'élévation* du CALORIQUE NATUREL.

D'après cet aperçu succinct de la circulation du sang artériel, qui seul est apte à élaborer la vie au profit de toutes les parties qu'il traverse, il est facile de concevoir combien sont innombrables les ravages qu'éprouve l'économie tout entière, lorsqu'un ferment virulent et brûlant circule avec cet aliment de la vie, dans un appareil qui s'étend, ainsi qu'on vient de le voir, depuis le sommet de la tête jusque sous la plante des pieds.

DE LA RESPIRATION.

La respiration a pour usage de changer, à l'aide de l'AIR ATMOSPHÉRIQUE, en sang artériel le sang veineux, les trois fluides des absorptions, le chyle et la lymphe, s'il y a digestion; mais seulement la lymphe et le sang veineux, s'il n'y a pas digestion.

Cette conversion de substances se fait dans l'intérieur du poumon, contenu dans la poitrine (thorax) : l'air est pour la respiration ce que l'aliment est pour la digestion.

L'organe qui effectue la respiration est donc le poumon : cette action a lieu au moyen du jeu de la cavité qui le renferme (la poitrine), de l'action du diaphragme, muscle qui sépare la poitrine de l'abdomen (bas ventre) : ce muscle est le plus puissant moteur de la respiration.

Chez les animaux atteints de la rage, un trouble, un désordre fortement prononcé dans cette importante fonction, annoncent le dernier période de cette affreuse maladie.

DES SÉCRÉTIONS.

Appareils des organes sécréteurs.

La fonction des sécrétions, en général, consiste dans la confection de tel ou tel fluide dont les matériaux sont pris dans la masse du sang artériel, et quelquefois dans celle du sang veineux.

Le nombre des organes sécréteurs, particulièrement des sécréteurs exhalans, est assez considérable dans l'économie animale. L'action de laquelle dépendent les sécrétions en général ne tombe pas sous nos sens; elle ne nous est manifestée que par ses résultats : son essence ne pouvant être physiquement démontrée, nous ne pouvons dire autre chose, sinon que l'organe sécréteur n'est nullement passif dans l'action de sécréter; qu'au contraire, tout porte à croire que la sécrétion est le résultat de l'activité de cet organe. Cette action ne présentant rien qui ressemble à une action mécanique, physique ou chimique, doit être considérée comme résultat de LA PRÉSENCE D'UN PRINCIPE INORGANIQUE VITAL.

DE LA CALORIFICATION.

On nomme calorification l'*action vitale*, quelle qu'elle soit; action au moyen de laquelle est absorbée, au profit de l'économie animale qui l'exerce, la quantité de CALORIQUE LIBRE qui détermine sa température. Ce calorique libre (ou chaleur naturelle) est conducteur de l'HUMIDE RADICAL, *s'il ne l'est lui-même*. C'est par l'intermédiaire du sang artériel et des organes appropriés, qu'il alimente l'économie et entretient en elle l'*action vitale*; mais lorsque les organes destinés à s'approprier l'*humide radical* perdent cette précieuse faculté, soit subitement, soit graduellement, dans le premier cas, l'animal passe instantanément de la vie à la mort; dans le dernier, il dépérit dans les proportions en rapport avec l'altération de ces mêmes organes, et s'éteint avec eux. C'est cette cessation graduée d'absorption et de distribution de l'aliment de la vie physique qui constitue la vieillesse, et non l'âge, puisque l'on voit des vieillards de trente ans et des hommes vigoureux de soixante-dix.

On admet généralement que ce calorique est dégagé, dans le parenchyme, de toutes les parties, par une action spéciale de ce parenchyme, *sous* LA PRÉSENCE DU SANG ARTÉRIEL; quelques personnes pensent que ce fluide en fournit les matériaux; d'autres, qu'il agit seulement comme stimulant, sous L'INFLUENCE NERVEUSE, ce qui est la même chose. On peut donc dire qu'il est très présumable que tous deux y concourent.

Appareil de la calorification.

L'appareil de la calorification est donc et l'influence nerveuse et le parenchyme nutritif des organes : cet appareil offre à l'examen de l'observateur un canevas celluleux dans lequel se ramifient à l'infini des *artères*, des *veines*, des *vaisseaux lymphatiques*, des *vaisseaux exhalans*, des *vaisseaux contenant des fluides blancs*, et des *nerfs*. Ces diverses parties sont enveloppées par du tissu cellulaire, considéré comme formant la base de tout organe. Malgré la connaissance que l'on croit avoir des divers élémens qui forment la partie intime de nos organes, nos sens ne nous apprennent rien sur leur disposition anatomique : excepté la communication facile des vaisseaux entre eux, on est, sur le reste, réduit à des conjectures ; tout ce qu'on peut assurer du parenchyme nutritif des organes, c'est qu'il varie dans chacun d'eux, quoiqu'on ne puisse caractériser la texture spéciale qu'ils affectent.

Mécanisme de la calorification.

Trois sortes de causes mettent, dans l'univers, le calorique en évidence : les causes physiques, chimiques et la VIE. Lorsque les deux premières agissent, on ne voit pas comment le calorique se dégage ; il en est de même quand c'est la VIE qui produit le dégagement de ce fluide impondérable. Ce n'est donc que par le résultat qu'il nous est permis de dire, qu'il y a une influence nerveuse et une action des parenchymes en vertu desquelles est dégagé le calorique nécessaire à la température : ne pouvant être assimilées à aucune action physique ou chimique, elles doivent être considérées comme RÉSULTATS DE LA PRÉSENCE D'UN PRINCIPE INORGANIQUE VITAL.

La facilité avec laquelle la chaleur est modifiée dans les affections morales prouve que l'action de calorification est très dépendante d'une influence nerveuse, et que c'est DU SANG ARTÉRIEL que le calorique est dégagé. Enfin, la calorification paraît être, de toutes les fonctions qui s'effectuent dans le système capillaire, celle qui a le plus d'influence sur le changement du sang artériel en sang veineux.

Il est à remarquer que, dans l'affection qui est le sujet de ces considérations, les premiers symptômes sont des sensations douloureuses, alternativement *froides* et *chaudes*, après lesquelles ne tardent pas à se manifester les horribles accès qui ont fait qualifier cette maladie du nom de RAGE.

FACULTÉS INTELLECTUELLES ET AFFECTIVES.

On est généralement convaincu que le cerveau est l'organe des actes intellectuels et affectifs ; on n'est pas également d'accord sur le principe de ces actes : les uns le considèrent comme la réaction des diverses impressions produites sur les nerfs des sens internes et externes par les corps dont ils sont environnés ; d'autres, par la présence du TOUT-PUISSANT, *principe universel*, leqùel, chez l'homme, se personnifie en quelque sorte, et est nommé INTELLECT.

APPAREIL INTELLECTUEL ET AFFECTIF.

Dans cet appareil, on reconnaît deux sortes d'organes : le premier semble avoir été destiné à préserver le second des impressions grossières et trop matérielles qui l'environnent ; à le soustraire à toutes les pressions et percussions exercées sur la tête : la membrane *dure-mère* paraît être là pour protéger le cerveau contre lui-même. La moelle épinière, chargée de fonctions non moins importantes dans l'économie, que la portion céphalique du système nerveux, se trouve placée dans le canal vertébral, qui lui assure une puissante protection.

Dans le nombre des parties qui forment le premier organe de l'appareil intellectuel on compte la *dure-mère*, dont je viens de parler : elle revêt le cerveau dans toute son étendue ; cet organe est encore entouré de toutes parts d'une membrane très fine, que l'on désigne sous le nom d'*arachnoïde :* son principal usage est de former un fluide rare, qui lubrifie l'organe cérébral ; mais, indépendamment de ces membranes, un lacis vasculaire, nommé improprement *membrane pie-mère*, s'introduit dans les cavités du cerveau qu'elle revêt immédiatement, pénètre dans ses anfractuosités, et enveloppe aussi le cervelet, le prolongement rachidien, etc.

Les nerfs sont les appareils conducteurs des sensations et du mouvement. Ce sont des cordons blanchâtres, cylindriques, formés d'un plus ou moins grand nombre de filets juxtaposés, se divisant en branches et en rameaux pour se distribuer aux diverses parties du corps. Chaque filet nerveux est en général composé d'une pulpe médullaire et d'une membrane extérieure en forme de canal, qu'on a appelée *névrillème*.

Ces appareils, ainsi que l'appareil intellectuel et affectif, deviennent, de même que l'appareil circulatoire, le siége des désastreux effets de la rage.

SECONDE PARTIE.

DE LA RAGE.

LA RAGE est une maladie susceptible d'un développement spontané chez les animaux seulement ; il n'y a pas d'exemples bien constatés qui prouvent que l'homme puisse être atteint de la RAGE SPONTANÉE : les animaux que l'on a reconnus y être sujets sont le *chien*, le *loup*, le *renard*, le *chat, etc.* Cette maladie devient contagieuse par communication, particulièrement pour l'espèce humaine.

La rage est une affection très distincte de *l'hydrophobie*, ou *horreur de l'eau ;* mais, comme cette dernière accompagne presque toujours la *rage*, on assure que, l'ayant trop souvent confondue avec elle, cette erreur a été funeste à plusieurs hydrophobes, l'hydrophobie étant, depuis assez long-temps, reconnue susceptible de guérison par un traitement médical.

Selon l'opinion de plusieurs médecins anciens et modernes, la *rage spontanée* se développe en tout temps, et dans quelques climats seulement. On a observé qu'elle se manifeste plus fréquemment dans les contrées froides des climats tempérés ; qu'elle est très rare dans la zone torride, et même tout-à-fait inconnue dans de vastes contrées de cette partie du globe. Des médecins anciens et modernes signalent la *rage spontanée* comme étant beaucoup plus fréquente dans les étés brûlans et dans les hivers rigoureux : cependant de nombreuses observations obligent à croire que dans les mois de *mai* et de *septembre*, la rage spontanée est infiniment plus à redouter que dans les autres mois de l'année. On lui assigne pour causes la privation des alimens indispensables à l'entretien de la vie, ou l'usage d'alimens putréfiés; la privation de boisson, ou l'usage d'eaux putréfiées pour étancher une soif inextinguible, occasionnée souvent chez les animaux par un état pathologique, résultant presque toujours *de fatigues excessives sous un soleil brûlant*; la suppression d'évacuations quelconques, la trop grande exaltation des passions, etc. Sans doute toutes ces causes peuvent produire de grands ravages dans l'économie, et prédisposer à la rage; mais, une seule exceptée, toutes, isolées ou réunies, ne pourraient déterminer cette maladie. Combien voit-on d'animaux mourant de faim, de soif et de misère, n'offrir pour symptômes de leur fin prochaine, qu'une défaillance progressive ? La cause que j'ai exceptée, parce que je la considère comme la véritable cause prochaine et déterminante de la *rage spontanée*, est *un état* PATHOLOGIQUE RÉSULTANT DE FATIGUES EXCESSIVES SOUS UN SOLEIL BRULANT. A cette cause il faut en ajouter une autre non moins prochaine, non moins déterminante, la TRANSITION SUBITE DE LA CONCEN-

TRATION DE L'HUMIDE RADICAL PAR LE FROID, SPONTANÉMENT REMPLACÉE PAR L'EXPANSION AU DEHORS DE CET ALIMENT DE LA VIE; expansion PROVOQUÉE PAR L'IMPULSION VÉGÉTATIVE DU PRINTEMPS : laquelle tend avec énergie à expulser les humeurs qui s'opposent à l'harmonie qui constitue la santé; elle y parvient chez les animaux dont l'organisation peut supporter cette crise salutaire: dans le cas contraire, elle donne au sang artériel une qualité effervescente qui dispose les élémens qui le composent à une très prompte altération, et détermine la manifestation de la rage chez ceux qui déja sont sous l'influence des causes que j'ai signalées comme causes prédisposantes.

La rage spontanée se développe donc sous les différentes influences du printemps, où tout végète et fermente, et sous celles de l'été, dont la chaleur de la température enflamme le sang, l'assèche, et répand dans l'économie animale un si grand relâchement, qu'il en résulte une excessive élaboration d'humide radical, élaboration qui dispose le sang à une fermentation asséchante et brûlante, bientôt suivie d'une altération dans les qualités du sang artériel, laquelle détermine enfin la manifestation de la rage spontanée.

C'est sous ces influences que se développe le virus rabique communiqué, et non sous l'influence d'un virus spécifié, puisque ce virus n'est que le résultat de l'altération survenue dans les qualités du sang artériel d'un animal atteint de la rage spontanée.

ORIGINE DU VIRUS RABIQUE.

Une portion du sang artériel d'un animal enragé spontanément étant, au moyen de la circulation, déposée dans les glandes salivaires destinées à sécréter la salive, *très abondante et très visqueuse* dans cette maladie, lui imprime l'effervescence asséchante et brûlante, devenue qualité dominante du sang artériel de l'animal enragé : c'est cette salive ou bave, insérée sous l'épiderme d'un individu, par la dent de cet animal, qui est le véritable *virus rabique*, et devient, après son inoculation, la cause prédisposante et souvent très prochaine de la manifestation de *la rage communiquée.*

L'aimant de ce virus paraît être l'humide radical. C'est sans doute cette funeste disposition qui détermine, lorsque la nature de la morsure le permet, l'inoculation plus ou moins rapide de ce poison dans le sang artériel, seul fluide, chez les animaux, qui contienne en puissance l'unique et précieux aliment de la vie, L'HUMIDE RADICAL.

UN MOT SUR L'HUMIDE RADICAL.

L'humide radical, aussi nommé vie sensitive chez les animaux, circule, avec le sang artériel, du cœur au poumon, où ce sang en est de nouveau saturé au moyen de l'air introduit dans le poumon par le mécanisme de la respiration : du poumon, le sang artériel se rend au cerveau, au cervelet, et traverse les membranes qui leur servent d'enveloppe. Ce fluide élabore, dans toutes ses parties, la portion d'humide radical destinée à les lubrifier, ainsi que la moelle épinière et les nerfs, qui sortent en différens faisceaux de la colonne vertébrale, pour répandre, au moyen du système nerveux en général, la sensibilité jusque dans les plus petites parties de l'économie animale. C'est cette élaboration de l'humide radical, au profit du système nerveux, qui reçoit alors le nom de *fluide nerveux* : le fluide nerveux, non plus que l'humide radical, n'étant pas perceptible à nos sens, et ne se manifestant que par leurs effets, doivent être considérés comme *essences vitales* et *sensitives*.

ACTION DU VIRUS RABIQUE COMMUNIQUÉ.

Immédiatement après que ce *virus* ou *ferment* est introduit dans la circulation artérielle, il y détermine *l'effervescence asséchante* et *brûlante*, qu'il contient en puissance : *l'humide radical* contenu dans le sang artériel en est graduellement et irrégulièrement élaboré par ce ferment ardent et délétère; l'altération qu'il détermine dans le sang artériel vicie le fluide nerveux que charrie ce dépositaire de la vie; et, loin de porter dans l'économie animale cette sensibilité harmonique qui constitue la santé, ce fluide n'y dépose qu'une essence corrodante dépourvue de vie. C'est cette essence qui,

après avoir exaspéré pendant neuf jours, ou en
viron, l'appareil sensitif, donne la mort à la victime.

La rapidité de la manifestation de la rage communiquée est subordonnée à la situation des blessures, à leur quantité, à leur nature, au tempérament et à l'état de santé de celui qui les a reçues :
la rage peut donc se manifester à des époques
PLUS OU MOINS RAPPROCHÉES de celle où la morsure a été faite.

Ce virus peut être mis en mouvement par une
cause ou physique ou morale (les physiologistes
connaissent la prodigieuse influence de l'être moral
sur l'être physique, dans toutes les affections nerveuses); il occasionne l'épaississement et l'altération
des fluides qui circulent dans l'économie. Cet état
pathologique donne à l'individu mordu une tristesse, une hésitation, une somnolence suivie d'une
respiration de plus en plus pénible et laborieuse :
des *sensations froides,* auxquelles succède une chaleur insupportable et inaccoutumée dans le sang,
produisent des anxiétés difficiles à décrire.

Cette perturbation dans la circulation détermine
le trouble qui se manifeste dans le système nerveux; c'est à l'instant de sa manifestation que
commencent les angoisses de l'infortuné enragé.
Son antipathie pour les surfaces qui réfléchissent
les objets est le résultat de la forte impression reçue
par l'imagination, lors de la morsure; cette impression est tellement prodigieuse chez ces mal

heureux (cela m'a été affirmé par plusieurs), qu'à la place de leur propre image réfléchie dans une glace, la plupart n'y peuvent voir que l'animal dont ils ont été la victime. Cette observation prouve que la perturbation survenue dans la circulation, s'étant étendue jusqu'au système nerveux, a tellement interverti les relations établies entre l'être intellectuel et l'être physique du malade, que l'impression reçue par son imagination, lors de la morsure, a été la dernière, et peut seule se retracer à lui.

L'horreur des enragés pour tout ce qui est boisson, particulièrement pour l'eau, est encore un de leurs supplices, auquel viennent se joindre leur extrême sensibilité lors du plus léger bruit, la clarté du jour, celle d'un trop grand nombre de lumières; enfin tout ce qui peut faire vibrer le système nerveux chez ces infortunés, soit en partie ou en totalité.

L'action toujours croissante du ferment rabique ne tarde pas à déterminer dans le sang une effervescence brûlante, accompagnée d'une telle difficulté de respirer, que le sang artériel, dépositaire de la vie, dont il tient sa fluidité, semble ROULER DU FEU, et, par son épaississement et ses qualités délétères, corroder en quelque sorte la paroi interne des artères, dans lesquelles il ne circule plus que convulsivement. Le poumon qui, à cette époque de la maladie, ne peut remplir ses fonctions que de la même manière, s'engorge ainsi que les glandes

des parties supérieures ; une apparente strangu-
lation suspend souvent et instantanément la respiration du patient ; surviennent alors des mouvemens convulsifs : une bave écumeuse s'échappe de
la bouche ; d'autres fois la langue est sèche et gon-
flée ; une soif ardente dévore le malade ; durant
les paroxysmes, les souffrances sont inouïes, le
besoin impérieux de boire et l'impossibilité d'y
satisfaire ajoutent à ce supplice.

Enfin, l'altération totale des qualités du sang
artériel, qui, à la place du fluide nerveux, n'élabore
plus qu'*un feu* dont l'ardeur détruit la vie de l'organe sensitif, détermine le dernier degré et le
terme de cette épouvantable maladie : souvent la
mort survient sans agonie, et lorsque, d'après les
forces apparentes du malade, elle semblait devoir
être encore éloignée. Quelquefois, au contraire,
l'action du virus rabique étant, par la fatale réunion de plusieurs causes, d'une effrayante rapidité,
d'affreuses convulsions terminent la vie de la victime bien avant l'expiration des neuf jours, terme
fatal, assigné par l'expérience à la durée de cette
horrible maladie.

L'état que présentent généralement les cadavres
des enragés semble confirmer mon opinion relati-
vement au siége que j'assigne au virus rabique.
Ces cadavres *répandent une horrible fétidité ; les
extrémités restent toujours souples :* plusieurs ob-
servateurs assurent que *la pulpe nerveuse, quoique*
SÈCHE, présente un ramollissement très appréciable.

Lors de l'autopsie, on remarque *l'engorgement des poumons*, une altération sensible dans les *qualités du sang*, lequel est *plus muqueux et plus concret.* D'après des observations faites par de savans médecins, anciens et modernes, *la totalité de ce fluide est souvent contenue dans les seules artères,* les veines en étant presque toujours dépourvues. On a encore observé que la *membrane interne des artères semble avoir été corrodée;* que *le cerveau est plus sec* que dans les cadavres des individus qui succombent à d'autres espèces de maladies.

Il résulte de toutes ces observations que le principe de *la rage spontanée* et *le virus rabique communiqué* exercent, sur le sang artériel, leurs qualités délétères ; que ces funestes qualités déterminent une élaboration irrégulière de *l'humide radical* contenu dans le sang artériel, d'où résulte une altération qui vicie et dénature l'élaboration qui, dans l'état normal, doit continuellement s'en faire au profit du système nerveux, jusque dans ses plus petites ramifiations, parce que cette émanation, nommée *fluide nerveux,* est l'aliment de la *sensibilité,* attribut de l'organe sensitif.

Aux nombreuses observations faites sur des cadavres d'enragés, observations qui corroborent mes considérations *sur la rage et ses causes, sur le virus rabique, sur son siége* dans l'économie animale, ainsi que *sur les ravages qu'il y exerce,* je puis joindre la conformité de mes opinions avec celles de plusieurs savans anciens et modernes sur l'un de ces points principaux, *le siége de la rage dans l'économie animale.*

J'en vais citer quelques uns.

Démocrite place *le siége de la rage dans le cerveau et les nerfs;* il nomme cette maladie LE FEU DES NERFS.

Celse attribue la rage au *strictum.*

Ambroise Paré assure que *le siége de la rage est dans le sang.*

Rossi le place *dans le système nerveux.*

Le docteur Marochetti assure que le virus rabique, après avoir été absorbé, *passe dans le torrent de la circulation.*

M. Magendie a soigné un sourd de naissance, qui, pendant ses *accès de rage, entendait très distinctement.*

La seule différence qui existe entre l'opinion de ces hommes distingués et la mienne, est que chacun d'eux semble n'admettre que *le* SANG *ou les* NERFS *pour* SIÉGE *de la rage,* tandis que je suis très convaincue que, chez tous les enragés, tous deux sont LE SIÉGE de cette cruelle maladie.

SYMPTOMES DE LA RAGE SPONTANÉE.

Les chiens sont sujets à plusieurs espèces de maladies que l'on confond journellement avec la rage; l'intérêt majeur que nous avons tous à ne pas méconnaître cette dernière, nous fait une loi de surveiller attentivement le chien qui nous pa-

raîtrait triste et abattu, cherchant la solitude.
l'obscurité, ou, lorsque le voyant se tapir dans un
coin, nous remarquerons qu'il éprouve des soubre-
sauts, qu'il n'aboie pas; que, sans cause apparente,
il grogne; qu'il refuse et la boisson et la nourriture;
qu'en marchant il tremble et paraît être dans une
somnolence voisine du sommeil.

Dans ce pénible état, qui se prolonge assez généralement deux ou trois jours, le chien connaît
encore assez son maître pour lui faire quelques
caresses; vers le quatrième, la maladie se déve-
loppant avec la rapidité de l'éclair, l'animal fuit
sa maison; il va tantôt d'un côté, tantôt d'un autre;
sa démarche est incertaine, mal assurée, ou bien
il court en furieux, se portant à droite et à gauche.
Le poil hérissé, l'œil hagard, fixe et brillant, il
tient la tête basse, la gueule ouverte, pleine d'une
bave écumeuse; la langue est pendante, et la queue
serrée entre les cuisses. Il n'aboie pas, et fuit presque toujours l'eau, dont l'aspect semble l'irriter et
augmenter ses maux. Dans les accès de fureur dont,
par intervalle, il est possédé, il se précipite indis-
tinctement sur tout ce qui se trouve près de lui:
c'est alors qu'il méconnaît son maître, dont il ferait sa victime, si ce dernier avait l'imprudence
de se livrer à une fatale sécurité. L'animal enragé
succombe presque toujours avant le neuvième jour,
mais il ne vit pas au-delà.

Toutes les personnes prudentes qui posséde-
raient un chien chez lequel apparaîtraient les pre-

miers symptômes décrits ci-dessus ne devraient pas hésiter un instant à le renfermer, et à ne lui rendre la liberté qu'après s'être assurés que l'animal boit, mange, et a recouvré la santé.

Il n'arrive que trop souvent que les premiers symptômes de la rage échappent à l'observation; les accès seulement éveillent l'attention : il faut, avant qu'ils aient été suivis d'accidens, tuer l'animal; mais, dans le cas contraire, il faut bien se garder de le tuer avant d'avoir obtenu la confirmation qu'il est enragé, ou la certitude qu'il n'est pas atteint de la rage, et que les individus qu'il a mordus n'ont rien de fâcheux à en redouter.

DE LA RAGE COMMUNIQUÉE.

La rage est communiquée par la morsure que fait un animal enragé, parce que la bave qui tapisse sa gueule se mélange avec le sang qui s'échappe des gros ou petits vaisseaux lacérés par la dent de l'animal.

Cette bave, déposée sur les lèvres de la plaie, y séjourne jusqu'à ce que les vaisseaux absorbans s'en soient emparés pour porter, plus ou moins promptement, dans la circulation artérielle, le venin qu'elle contient.

Quelques personnes prétendent que la bave d'un animal enragé, ayant été déposée sur la membrane muqueuse d'un individu, a suffi, en différentes circonstances, pour communiquer cette affreuse maladie ; un plus grand nombre de personnes nient la possibilité de cette inoculation : mais une vérité très consolante pour ceux qui sont appelés à donner des soins aux enragés, c'est qu'elles n'ont rien à redouter de l'air que l'on respire dans l'atmosphère de ces infortunés, cet air n'étant pas plus contagieux que celui qui circule dans tous les lieux environnans ; seulement il est de la prudence de se garantir du contact de leur salive et de leur sang, ainsi que de brûler les objets qui en ont été imprégnés.

SYMPTOMES DE LA RAGE COMMUNIQUÉE.

La rage communiquée résulte de l'insertion du VIRUS RABIQUE, ou *bave*, sous l'épiderme d'un individu, par la dent d'un animal qui en était infecté lors de la morsure faite par lui.

Ce VIRUS reste sous l'épiderme, après son insertion, un temps plus ou moins long, sans porter de troubles dans l'économie animale. La plaie faite par la dent guérit souvent aussi facilement que si elle ne contenait pas de venin.

Ce n'est que quand l'inoculation du VIRUS RABIQUE s'effectue dans le torrent de la circulation artérielle que la cicatrice devient bleuâtre ou rouge, se gonfle et se rouvre ; le malade y éprouve une douleur plus ou moins vive, qui s'étend le long des membres, en se dirigeant vers le tronc. Si la plaie n'est pas fermée, et que la suppuration dure encore, elle s'altère et se change en un liquide ichoreux. Le malade devient triste, morose, irritable au dernier degré; son sommeil est rare, pénible, troublé par des rêves effrayans; il éprouve une sensation froide, bientôt suivie d'une chaleur inaccoutumée dans le sang. La simple irritation des plaies fait place à des irradiations de plus en plus rapprochées, qui se portent jusqu'à la gorge et dans la poitrine; déja on remarque quelques secousses convulsives, accompagnées d'autres accidens nerveux. Les malades se plaignent d'un violent mal de tête; leur inspiration est courte, et leur expiration imparfaite; les urines sont fréquentes et abondantes, souvent claires, comme dans presque toutes les affections nerveuses. Les uns suent continuellement, mais de cette sueur provoquée par des angoisses qui en provoquent à leur tour, et non de cette sueur critique qui amène avec elle le calme et le retour des forces; d'autres ont constamment la peau sèche et écailleuse : les selles sont rares, et les déjections sont noires ou brunes.

De temps en temps les malades éprouvent une sorte de frisson, une horripilation générale intérieure, profonde, qui pénètre, suivant eux, jusqu'aux os, et vient se terminer au centre phrénique, et de là à la gorge, où elle excite une sécrétion de salive épaisse, qui devient alors très visqueuse. Le pouls est nerveux, c'est-à-dire vif, petit, serré, dur et profond.

L'irritabilité et la sensibilité s'exaltent, la région

précordiale et la gorge se resserrent fortement,
comme dans un moment d'effroi; et en effet, la
crainte, et chez plusieurs la terreur, existent aussitôt
que ces symptômes se manifestent. On assure que
tous, ou presque tous, se croient continuellement
aux prises avec l'animal qui les a mordus, et que
la cessation de cette vision est un signe certain de
guérison. La respiration devient très pénible, les
malades soupirent profondément; ils sont persua-
dés qu'il vont être suffoqués. L'exaltation des facultés innées est portée à un si haut point par
l'action du virus rabique, que l'agitation de l'air
atmosphérique, la voix de leurs proches, celle d'un
ami, la vue des objets brillans, un endroit trop
éclairé, soit par la lumière du jour ou par celle
des lumières artificielles, leur causent des impressions qui, devenant bientôt extrêmes, les irritent
et provoquent le retour des accès de rage.

Dans cet état, la face se colore, la peau devient
brûlante, le pouls fort et fréquent, la bouche aride,
la soif ardente; et cependant les liquides, et particulièrement l'eau, sont fortement repoussés par
tous les enragés, et principalement par ceux qui
joignent l'hydrophobie à la rage. Un son éclatant,
une couleur vive, la vue de l'eau, le bruit qu'elle
fait lorsqu'on la transvase ou qu'elle tombe à terre,
causent encore des convulsions aux enragés.

Presque tous éprouvent, pendant la durée de
l'accès, des mouvemens de fureur que la force
morale maîtrise chez la plupart de ces infortunés,

qui, sentant l'approche des accès, demandent, supplient qu'on les attache, afin qu'il leur soit impossible de faire du mal lorsqu'ils seront sous l'empire de leur frénésie. Souvent ils engagent les personnes avec qui ils sont à prendre la fuite; quelques uns, et c'est le petit nombre, n'étant probablement pas assez lucides pour sentir le danger de leur état pour les assistans, se livrent, sans avertissemens ni réserve, à une aveugle fureur : ils vocifèrent, crient, poussent d'affreux hurlemens; quelquefois ils frappent, mordent, déchirent tout ce qui se trouve où ils peuvent atteindre; en un mot ils emploient, pour assouvir leur rage, tous les moyens que la nature a mis à leur disposition; mais, je le répète, heureusement c'est le petit nombre.

Pendant la rémittence qui succède aux accès convulsifs, les malades ont des instans de lucidité; alors ils sentent leur malheur : ils croient presque tous être brûlés intérieurement par un *feu très ardent;* il s'étend, disent-ils, du centre à la circonférence; ils se persuadent que ceux qui sont près d'eux sentent *les flammes*, qu'ils assurent passer sur leur dos et sur leur poitrine; ils se plaignent d'étouffemens, d'un mal de gorge qu'ils croient devoir les étrangler incessamment; ils éprouvent la sensation d'un corps étranger fixé dans leur gosier; ils y portent souvent la main et ils s'en pressent le cou.

Le resserrement constant de la poitrine et de la gorge, la crainte d'être suffoqué, tiennent le patient dans un effroi continuel : il est réduit à un tel désespoir, par l'excitation de la sensibilité et de l'irritabilité, qu'il n'est pas rare d'en entendre appeler à leur secours une mort prompte, *mais naturelle.* A cette époque de la maladie, le pouls devient plus inégal et plus irrégulier, la raison s'égare plus fréquemment, les accès sont plus répétés, la salive plus abondante, plus tenace; les convulsions se terminent souvent par un vomissement de matières brunes et visqueuses; le pouls devient d'instant en instant plus inégal, les vomissemens plus fréquens; une sueur froide couvre tout le corps; les parties mordues se paralysent, le délire se soutient, il augmente; enfin, tant de souffrances ne tardent pas à cesser par une mort presque sans agonie.

Tous ceux qui reçoivent le virus rabique n'éprouvent pas nécessairement tous les tristes effets que nous venons de décrire : on est fondé à croire que du tempérament des sujets, et peut-être aussi de la quantité et de la qualité du virus absorbé, naissent les symptômes plus ou moins effrayans; mais malheureusement ces symptômes, quels qu'ils soient, n'en sont pas moins mortels, si on ne les combat par des remèdes appropriés.

CONSIDÉRATIONS QUI DOIVENT TRANQUILLISER SUR L'INOCULATION DU VIRUS RABIQUE.

La rage communiquée ne reconnaît qu'une seule cause prédisposante : cette cause est l'inoculation du virus rabique, au moyen de morsures faites par un animal malade de la rage. On peut souvent s'opposer fructueusement à sa manifestation, dont les causes déterminantes sont, ainsi que je l'ai dit précédemment, la situation des blessures, leur quantité et leur nature, l'exaltation de l'imagination et des passions, en général ou en particulier, l'état de santé de l'individu blessé, son tempérament et son genre d'existence; enfin, la température atmosphérique.

La prodigieuse influence du moral sur le physique a mis au premier rang des précautions à prendre, vis-à-vis de l'individu mordu, le soin de calmer son imagination par l'affirmation d'une vérité qu'il lui est essentiellement utile de connaître : cette vérité *est*, que la maladie nommée improprement *rage* n'est absolument qu'une *affection nerveuse* communiquée, dont on peut prévenir le développement; que, lors même qu'elle se serait déja manifestée, on peut la guérir par un remède dont on connaît l'efficacité; qu'il n'est ni douloureux ni rare, qu'il est simple, que son application ne nécessite que de l'abandon et de la constance.

C'est à tort que l'on se persuade qu'un individu est atteint de la rage parce qu'il a été mordu par un animal enragé; il est très vrai que le ferment rabique a été déposé et mis à la discrétion du système absorbant de l'individu : cela ne suffit pas pour que la manifestation de la rage ait lieu; il faut que ce ferment soit introduit dans le torrent de la circulation artérielle : ce que l'on préviendra souvent au moyen du spécifique indiqué ci-après, de lotions, et d'un topique approprié.

D'après la connaissance que nous avons du siége du virus et des ravages qu'il exerce, il faut que le spécifique destiné à le neutraliser, ou à réparer ses ravages, possède quatre qualités : puisqu'il est d'une absolue nécessité qu'il *calme* un sang *brûlant*, il doit être essentiellement *calmant* et *rafraîchissant*, qu'il détende des nerfs *asséchés* et *crispés*; il doit être *antispasmodique* et *émollient*.

Le BOUILLON BLANC, nommé encore *molène officinale*, *bonhomme*, *herbe de saint Fiacre*, *verbascum thasus*, pentandrie monogynie, Linnée; famille des solanées, Jussieu. Cette plante bienfaisante est celle que je signale comme ayant éminemment les quatre qualités qui constituent le véritable spécifique de la rage : préparée pour prendre intérieurement, pour en faire des lotions, des topiques, et secondée du traitement approprié, cette plante seule suffit pour prévenir ou guérir cette cruelle maladie.

Les fleurs de cette précieuse plante sont jaunes,

en paquet, sessiles, rassemblées le long de la tige en un grand épis terminal serré; le calice est pubescent, à cinq divisions pointues; la corolle est en forme de roue, ouverte à cinq divisions arrondies; on y compte cinq étamines inégales, dont trois à filamens velus, et les deux autres glabres, tous les cinq inclinés et à anthères rougeâtres, un style à stigmate en tête. Le fruit est une capsule ovoïde, glabre, à deux valves.

La hauteur du BOUILLON BLANC est de deux à trois pieds et plus ; sa tige est dressée, simple le plus souvent, épaisse, ferme, lanugineuse, un peu anguleuse; elle porte des feuilles très grandes, alternes, sessiles, décurrentes, ovales-oblongues, pointues, blanchâtres, douces au toucher, molles, épaisses et comme drapées; les radicales sont les plus larges. La racine est pivotante, blanchâtre et fibreuse.

Le BOUILLON BLANC est inodore, ou il a une très légère odeur, que quelques personnes trouvent narcotique; ses fleurs ont une saveur visqueuse un peu sucrée; les feuilles sont un peu acerbes : mais quand on a mâché les fleurs ou les feuilles, leurs parties lanugineuses restent dans la gorge et font tousser par leur action mécanique.

Le BOUILLON BLANC fleurit dans les mois de juillet et d'août; sa racine vit deux ans : il croît en abondance dans les terrains incultes, pierreux, dans les décombres, sur le bord des chemins, et même dans les champs. Cette plante paraît se plaire de préférence dans les climats chauds ; elle y prend naturellement des dimensions plus grandes.

Lorsque l'on veut cultiver le BOUILLON BLANC, il convient de le placer dans des terres sèches et chaudes, autant que possible, et dans des situations découvertes. Pour le reproduire, on peut semer sa graine aussitôt sa maturité, et la placer en pleine terre parce que la transplantation lui réussit mal. Ordinairement le BOUILLON BLANC se ressème lui-même : ses vertus les plus actives sont à l'époque la plus prochaine de sa floraison.

SPÉCIFIQUE CONTRE LA RAGE,

SUIVI DU TRAITEMENT A OBSERVER JUSQU'A PARFAITE GUÉRISON.

Le BOUILLON BLANC. Il faut cueillir cette plante avec sa racine ; on la débarrasse, dans toutes ses parties, de la terre qui y était restée ; il ne faut pas la laver, mais brosser feuilles, tiges et racines. On pile dans un mortier la plante entière, racine, tiges, feuilles, et fleurs s'il y en a.

Les propriétés du BOUILLON BLANC, quoique plus étendues lorsqu'il touche à sa floraison, n'en existent pas moins à un degré suffisant à la guérison de la rage, quand même chacune des plantes n'aurait poussé que quelques feuilles.

On aura grand soin que le vaisseau dans lequel on le pilera ne soit pas susceptible de se verdegriser : on exprimera fortement le jus et on le passera au travers d'un morceau de laine blanche fort épaisse : on veillera surtout, très scrupuleusement, à ce qu'il ne reste pas dans cette liqueur la moindre des parties lanugineuses de la plante, parce qu'elle serait extrêmement nuisible.

Ce jus, mis dans des bouteilles de verre, immédiatement après qu'il a été exprimé, s'y conserve bon jusqu'à la récolte de l'année suivante, pourvu qu'on le dépose dans un lieu frais et sec [1].

Si on prépare ce remède afin de s'en servir immédiatement, il faut en conserver le marc pour l'utiliser comme topique, ce qui devra se faire chaque jour au fur et à mesure des besoins jusqu'à parfaite guérison. Si au contraire ce remède n'est préparé que par précaution, le marc devient absolument inutile.

[1] Le jus du BOUILLON BLANC, ainsi préparé, et appliqué à l'extérieur, comme topique, sur des plaies nouvellement faites, s'oppose à la manifestation de l'inflammation : si elle existe déja il ne tarde pas à la faire disparaître : la seule précaution à prendre est de changer de compresse aussitôt que l'humidité de celle que l'on aura mise sur la plaie sera absorbée, et de la remplacer de suite par une nouvelle, bien imprégnée du jus du BOUILLON BLANC. Je ne crois pas devoir garder le silence sur les heureux effets de ce jus bienfaisant, appliqué et entretenu comme topique sur la partie supérieure de la tête, dans les affections cérébrales : il a en outre l'inappréciable avantage de ne pas *ralentir l'exercice des facultés intellectuelles*, mais de produire l'*effet opposé*.

(51)

Pour conserver les racines du BOUILLON BLANC,
on les recueille lors de sa floraison, on les brosse,
puis on les fait sécher au soleil, ou au four après
que l'on en a retiré le pain : lorsqu'elles sont bien
sèches on les brosse de nouveau jusqu'à ce qu'elles
soient très nettes, puis on les coupe par morceaux
long de trois à quatre pouces ; on les lie en
paquets de deux onces chacun, on les enveloppe
dans du papier gris, on les dépose dans une boîte
propre et sèche, fermée de manière à ce que la pous-
sière n'y puisse pénétrer. Ces racines se moisissent
facilement, il sera bon d'y voir souvent.

TRAITEMENT CONTRE LA RAGE.

Aussitôt qu'un individu a été mordu, il faut s'em-
presser d'essuyer scrupuleusement la morsure et
les parties environnantes, ainsi que de pratiquer,
s'il est possible, une ligature de trois à quatre
pouces de distance de la plaie, à l'effet de *ralentir
seulement la circulation dans ses parties*. On aura
*le plus grand soin de faciliter l'écoulement du sang
qui s'échappe de la morsure*, sans pourtant y exer-
cer la moindre pression ni le plus léger frottement.
Si on a en réserve du *jus de bouillon blanc*, on en
imbibera une compresse avec laquelle on couvrira
toute la partie supérieure de la tête du malade;
cette application doit être permanente pendant les
neuf premiers jours du traitement : la compresse
sera remplacée par une autre aussitôt qu'elle ne

contiendra plus que peu d'humidité : cela est de rigueur, et le jour et la nuit.

Ces précautions ne doivent pas retarder d'un instant l'immersion de l'individu mordu ; il faut, immédiatement après la morsure, le plonger dans le premier endroit où il y aurait assez d'eau pour couvrir son corps : observant que plus cette eau serait froide, et mieux elle conviendrait dans cette circonstance : si dedans il y avait de la glace, ce serait préférable : mais *avant tout, l'important est de plonger dans l'eau le plus tôt possible.*

On ne sortira de ce premier bain la personne mordue que lorsqu'elle ressentira des sensations pénibles de froid ; il en sera de même de celui qu'on lui fera prendre chaque matin à jeun, pendant neuf jours consécutifs, *observant scrupuleusement de lui dérober la vue de l'eau,* non seulement pendant la durée du bain, mais en l'y mettant et en l'en sortant ; ce qui est facile, en posant un mouchoir sur ses yeux. Aussitôt qu'elle sera hors du bain, et même avant de la vêtir, on lui fera boire QUATRE ONCES DE JUS DE BOUILLON BLANC, préparé comme je viens de l'indiquer [1]. Ces

[1] S'il n'avait pas été possible pendant la durée du bain de se procurer ce spécifique, on le remplacerait dans ce premier instant par un demi-verre de vinaigre très fort, mélangé d'une égale quantité d'eau ; il vaudrait mieux le boire presque pur, si le malade le pouvait sans en ressentir trop de mal. Un homme *habitué à boire des spiritueux,* peut sans crainte boire un plein verre de vinaigre pur.

QUATRE ONCES représentent ce que pourrait contenir un *verre ordinaire*. Cette dose, qui est pour un homme fort et dans la vigueur de l'âge, doit être subordonnée à la force et au tempérament des individus soumis à ce traitement. Pour une femme, un adolescent, ou un vieillard qui n'est pas encore épuisé par la caducité, on en peut donner de deux onces et demie à trois onces ; pour les jeunes enfans, depuis une demi-once jusqu'à deux onces. *L'âge, le sexe, l'état de santé et le tempérament* des malades doivent être considérés, et guider les personnes qui administreront ce spécifique. Par exemple, une femme qui aurait été mordue à l'époque où le flux menstruel, chez elle, s'écoulerait avec abondance, il faudrait bien se garder de la plonger dans l'eau ; les bains, dans ce cas, ne feraient qu'accélérer le mal que l'on veut prévenir ; mais, aux bains près, le traitement doit être exactement suivi.

La dose entière du spécifique jugée convenable à la force et au tempérament de l'individu mordu ne lui sera administrée que chaque matin (à jeun) *des premiers neuf jours du traitement.* Chaque matin des *neuf jours suivans* on ne lui fera prendre que *la moitié* de cette première dose, ce qui fera dix-huit jours ; les trois jours qui compléteront vingt et un jours, on ne lui administrera que le quart de la dose, c'est-à-dire la moitié de la dose donné dans la dernière neuvaine.

Par exemple, je suppose qu'un homme dans la

vigueur de l'âge ait été mordu, *quatre onces* du spécifique lui seront administrées chaque matin, à jeun, pendant les premiers neufs jours; *deux onces* pendant les neuf jours qui succèdent aux premiers; enfin *une once* seulement pendant les trois jours suivans : ce qui nous donne vingt et un jours pour cette partie du traitement.

Aussitôt que la personne mordue sera hors du premier *bain*, on lavera doucement ses plaies avec du *jus de bouillon blanc, le plus limpide possible;* puis on appliquera sur les morsures le marc frais de cette plante, que l'on aura mis en réserve; si, en raison de la saison, on ne peut avoir de marc, on trempera dans le jus conservé une compresse de toile fine et nette, pliée en huit doubles, et on l'appliquera, comme topique, sur la plaie; puis on desserrera légèrement les ligatures. Lorsque les compresses ne contiendront que peu d'humidité, elles devront être renouvelées par d'autres. Aucune compresse ne pourra être remise sur les plaies avant d'avoir été *lessivée.* On continuera ces applications, non seulement jusqu'à la parfaite guérison des blessures, mais jusqu'à ce que les cicatrices aient recouvré la *couleur* et l'*état naturel.* Ces soins devront être pris aussi exactement la nuit que le jour.

La boisson du malade, PENDANT QUARANTE-DEUX JOURS CONSÉCUTIFS, se composera de deux litres d'eau, auxquels on ajoutera deux onces de racine de bouillon blanc (verte ou sèche, peu importe);

on fera bouillir le tout jusqu'à ce que ces deux litres d'eau soient réduits à un litre et demi; étant entièrement refroidie, on acidulera cette boisson avec six cuillerées à bouche de bon vinaigre de vin. Cette quantité de liquide est celle que doit boire le malade dans l'espace de vingt-quatre heures.

Les vases qui serviront au malade doivent *être de bois ou de terre brute*, toute surface reflétante lui étant antipathique. Pour le même motif, il sera également indispensable de couvrir le vase dans lequel on présentera à boire au malade, afin de lui dérober la vue du liquide qu'il contient.

Un vase, contenant deux pintes de bon vinaigre, constamment à l'état d'ébullition, par un feu alimenté avec de *l'huile d'olive très pure*, sera placé dans la chambre du malade, de manière à ce qu'il soit, en quelque sorte, enveloppé par la vapeur qui s'échappe du vinaigre. Cette ébullition sera permanente pendant les vingt et un premiers jours et les vingt et une premières nuits du traitement.

Si le malade n'avait pas la possibilité de se procurer ce genre de fumigation, on y suppléerait au moyen d'un sac de toile net (ceux qui servent à mettre du grain); on le tremperait six fois par jour, et autant la nuit, dans du *fort vinaigre*; puis on secouerait, *pendant dix minutes*, à chaque coin de la chambre, ce sac, entièrement déployé; on l'étalerait ensuite, tout imbibé de vinaigre, assez près du malade, pour en parfumer son atmosphère.

La température de la chambre devra être autant

fraîche que possible ; néanmoins il ne faut pas qu'elle occasionne des frissons au malade. Le jour qui éclairera cette chambre devra être tempéré, parce qu'une lumière trop éclatante fatiguerait excessivement les nerfs du malade. Cette précaution, ainsi que celles qui suivent, devront être exactement observées pendant quarante-deux jours.

Toutes surfaces reflétantes, comme glaces, dorures, porcelaines, etc., seront ou couvertes, ou ôtées du lieu qu'habite le malade ; il sera vêtu ou couvert dans son lit, aussi légèrement qu'il pourra le supporter sans ressentir des *frissons pénibles.* On doit avec la plus scrupuleuse attention éloigner de lui tout ce qui pourrait émouvoir ses passions, affecter désagréablement son imagination : l'ennui et la tristesse lui sont également nuisibles ; mais il faudra bien se garder de les combattre par un rassemblement de *plusieurs personnes,* ou par des *amusemens bruyans : le calme le plus parfait,* une sorte *d'uniformité dans les relations,* est nécessaire au malade ; la société d'une *seule personne* lui suffit (la même ou plusieurs alternativement), pourvu qu'elles lui soient agréables et surtout qu'elles soient bien pénétrées de la mission qu'elles ont à remplir près de cet infortuné.

Les alimens du malade seront du pain modérément, des légumes froids (il ne doit prendre rien de chaud) : *on préférera ceux qui ont une saveur acide,* tel que *l'oseille ;* on acidulera avec de bon vinaigre tous ceux qui ne le seraient pas : l'usage de *l'oseille* est fortement recommandé, on pourrait même dire qu'il n'y a que l'impossibilité de s'en procurer qui puisse en dispenser.

Si le malade était deux jours sans aller à la selle, on lui ferait prendre un lavement d'eau simple, plus froide que tiède, dans lequel on aurait mis une cuillerée à bouche de bon vinaigre.

Ce traitement a pour but : 1° de ralentir la circulation toujours trop véhémente dans cette maladie ; 2° de préserver le sang de l'altération qui est la conséquence de cette accélération, due à l'inoculation du virus rabique dans le sang artériel ; 3° de préserver le système nerveux de la privation du fluide nerveux, qui en est la suite ; 4° enfin de provoquer, au moyen de la transpiration, l'expulsion du principe délétère, nommé *virus rabique* [1].

Les *quarante-deux jours* que doit durer ce traitement, dont les vingt et un premiers sont consacrés à l'emploi du spécifique, et les vingt et un derniers à un régime simple, approprié, n'affran-

---

[1] Ces heureux effets ne s'obtiennent pas que par le seul usage des spécifiques ; le magnétisme animal, administré convenablement pour combattre cette affection, offre les mêmes résultats ; je puis l'assurer, ayant, par ce seul moyen, guéri une personne qui avait été mordue par un chien enragé. Dans un petit ouvrage, ayant pour titre *Manuel du Magnétisme animal*, actuellement sous presse, je donnerai le mode à suivre pour opérer, par le magnétisme, la GUÉRISON DE LA RAGE.

chissent pas entièrement la personne mordue, de toute espèce de précautions; pendant l'année qui suivra ces *quarante-deux jours*, elle devra observer la plus grande réserve dans son régime et dans ses relations sociales, s'abstenant avec le plus grand soin de tout ce qui pourrait échauffer son sang et faire vibrer chez elle le système nerveux.

Ce traitement convient également aux infortunés qui ont déja éprouvé des accès de rage; il peut les calmer et les guérir, pourvu qu'ils conservent assez de forces pour donner au remède le temps nécessaire pour neutraliser le ferment et s'opposer à l'altération totale des qualités du sang.

Les individus qui, ne connaissant pas l'état de santé d'un animal par lequel ils auraient été mordus, auraient quelques motifs de le croire atteint de la rage, peuvent sans aucun danger s'assujétir à ce traitement.

J'invite les personnes qui liront ce petit traité, à faire d'abord sur des chiens l'expérience de l'inoffensibilité du spécifique que je viens de leur indiquer, avant que des circonstances fâcheuses, que nul ne peut ni prévoir ni éviter, le leur rendent nécessaire : elles y trouveront l'avantage inappréciable de l'administrer, ou de le prendre avec calme et confiance; ce qui est déja un grand pas fait vers la guérison.

FIN.

TABLE DES MATIÈRES.

FIN DE LA TABLE DES MATIÈRES.

OEuvres de M. le comte DESTUTT *de* TRACY, pair de France, membre de
l'Institut de France et de la Société philosophique de Philadelphie, etc.
Jolie édition en 6 vol. in-18. Prix. . . . . 20 fr.
Chaque partie se vend séparément, savoir :

Idéologie proprement dite, première partie, 1 vol. . . . . 3 fr.

Grammaire raisonnée, deuxième partie, 1 vol. . . . . 3 fr.

Logique, suivie de plusieurs ouvrages relatifs à l'instruction publique, la
plupart inédits, troisième partie, 2 vol. . . . . 7 fr.

Traité de la Volonté et de ses Effets, ou *Traité d'Economie politique*,
augmenté du premier chapitre de la *Morale ;* quatrième et cinquième
parties, 1 vol. . . . . 3 fr. 5o c.

Commentaires sur l'Esprit des Lois de MONTESQUIEU, suivis d'observations
inédites de CONDORCET, et d'un Mémoire sur cette question : QUELS
SONT LES MOYENS DE FONDER LA MORALE D'UN PEUPLE? 1 vol. in-18,
1828. Prix. . . . . 3 fr. 5o c.

Cette édition, la plus complète de toutes celles qui ont paru jusqu'à ce
jour, a été revue avec soin par l'auteur.

Nous nous abstiendrons de parler du mérite de cet ouvrage. Les savans
le mettent au premier rang, et ceux qui veulent acquérir la plus utile de
toutes les sciences le lisent ; nous osons dire que cet ouvrage est indispensable aux personnes qui se destinent à la législature, à la médecine et à
toutes les sciences positives : les cortès d'Espagne l'avaient mis au rang des
livres classiques, le gouvernement actuel de la France ne peut manquer
de lui assigner le même rang.

L'Hermès, journal du magnétisme animal. Ce journal a été terminé à sa
quatrième année, ou quarante-huit numéros. Prix pour Paris. . . 48 fr.

Ce journal contient, outre des faits nombreux et bien constatés, une
méthode claire et facile pour magnétiser soi-même et opérer des guérisons.

Manuel de Physiologie, ou *Description complète des fonctions que remplissent les diverses parties qui constituent le corps humain ;* par J.-P. BEULLAC,
docteur en Médecine de la Faculté de Paris, professeur particulier d'ana-
tomie, de physiologie, etc. 1 vol. in-18. . . . . 3 fr.

Cet ouvrage est écrit avec clarté ; il est destiné aux étudians en médecine, aux personnes du monde qui aiment à acquérir des notions sur les
sciences exactes ; il convient surtout à celles qui ont occasion de donner
des soins aux malades.

Imitatione Christi (de) ; 1 vol. in-32, papier vélin, superfin de Montgol-
fier. . . . . 4 fr.

On ne pourrait assez admirer cette jolie édition, qui est une véritable
miniature ; le caractère neuf *mignonne* interligné, pour en faciliter la lec-
ture ; des renvois aux saints pères, un double *index*, etc., rendent cette
édition unique ; l'imprimeur a obtenu la médaille d'encouragement, tant
pour sa belle exécution que parce qu'elle est sans faute.

PARIS. — IMPRIMERIE ET FONDERIE DE RIGNOUX,
Rue des Francs-Bourgeois-Saint-Michel, n° 8.

www.ingramcontent.com/pod-product-compliance
Ingram Content Group UK Ltd.
Pitfield, Milton Keynes, MK11 3LW, UK
UKHW021458090726
13657UKWH00003B/1402